RÉFLEXIONS

D'UN

CHIMISTE PHILOSOPHE

SUR

LES MALADIES ÉPIDÉMIQUES

LA FIÈVRE DES MARAIS, LA FIÈVRE JAUNE, LA FIÈVRE TYPHOÏDE,

LA VARIOLE, LE CHOLÉRA, LA PESTE, ETC.,

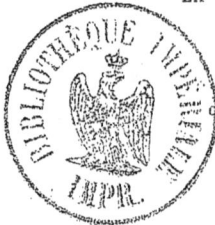

Par M.-A. GAUDIN,

CALCULATEUR DU BUREAU DES LONGITUDES.

PREMIÈRE PARTIE.

Si nous savons mettre à profit les
umières de la science, les infiniment petits
organisés cesseront d'être les plus grands
fléaux de la création.

Prix : **1** franc.

PARIS

CHARLES GAUDIN,   CHEZ L'AUTEUR,

ÉDITEUR DU JOURNAL *LA LUMIÈRE*,   Rue Oudinot, 6,

Rue de la Perle, 9.   ET CHEZ LES PRINCIPAUX LIBRAIRES.

1865

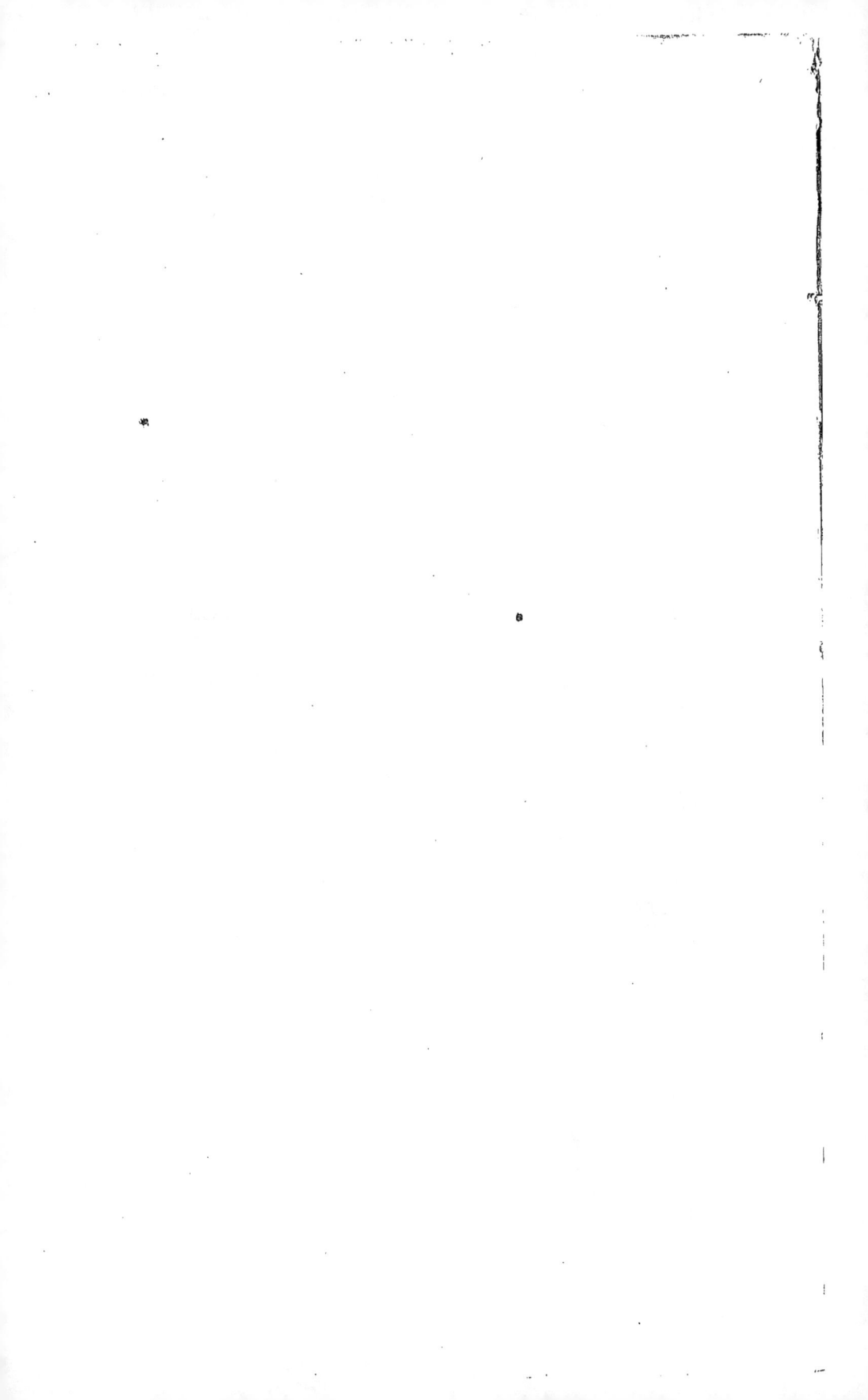

AVANT-PROPOS.

———

Je suis bien persuadé que la plupart des personnes qui liront le titre de ma notice diront : « Voici encore un auteur qui arrive trop tard ; il vient nous parler du choléra quand il est passé et que nous n'y songeons plus, ou que du moins il ne nous fait plus peur. » Je ne suis pas du tout de cet avis : les questions que je me propose d'aborder sont tellement importantes et entourées de tant d'incertitude, que vouloir les classer parmi celles qui n'ont qu'un intérêt d'actualité, serait méconnaître à l'avance le caractère de mon œuvre, qui consistera à pénétrer au cœur de la question, avec l'espérance d'en déduire un remède à peine entrevu, auquel j'attribue la puissance de bannir toute épidémie au sein même des hôpitaux.

Mon écrit ne s'adresse donc pas aux esprits superficiels qu'épouvante la moindre discussion. Si maintenant le mal nous domine, cela tient à notre ignorance, et j'y vois un motif urgent pour recourir à la science, qui laisse entrevoir dans l'avenir une voie de progrès illimité.

PREMIÈRE PARTIE [1].

Si l'on admet la croyance commune, notre époque a vu surgir une multitude de maladies inconnues de nos ancêtres; mais il est fort probable que ces maladies, localisées autrefois, se sont disséminées par suite de la multiplicité et de la rapidité des communications qui existent aujourd'hui entre les contrées les plus distantes. Ces maladies étaient antérieurement confondues sous un petit nombre de dénominations génériques, telles que peste, lèpre, typhus, etc., et c'est à la faveur des progrès de la science médicale qu'elles se sont subdivisées par la détermination des caractères particuliers de chacune.

Il n'est douteux pour personne que l'air soit le principal véhicule des maladies épidémiques; seulement, le principe morbifique s'est trouvé jusqu'à ce jour insaisissable, et le rôle de la médecine se borne, par conséquent, à combattre les désordres qui se manifestent dans l'économie vitale, et à tâcher de nous prémunir contre l'invasion de celles qui sont les plus graves.

L'organe de la respiration est d'une délicatesse connue seulement des médecins qui y ont porté le scalpel; mais chacun peut s'en faire une idée approximative en jetant un regard attentif sur les poumons de bœuf ou de veau entamés qui figurent à l'étalage des bouchers. On voit les larges conduits qui constituent les bronches se rétrécir de plus en plus en se ramifiant à l'infini et aboutir à un tissu d'apparence soyeuse, d'une ténuité extrême; et si l'on s'avise d'examiner avec un puissant microscope la plus mince parcelle de ce tissu merveilleux, après avoir eu soin d'injecter les vaisseaux veineux avec un liquide bleu et les vaisseaux artériels avec un liquide rouge, on re-

---

(1) Cette première partie n'a été écrite que pour déblayer le terrain. Dans la deuxième partie j'analyserai en quelque sorte le germe du choléra, et je donnerai une idée de l'activité prodigieuse de ses évolutions.

connaît avec surprise que la masse terminale de la substance pulmonaire est entièrement composée de vaisseaux d'une ténuité incroyable, qui s'engrènent invariablement, le vaisseau veineux dans le vaisseau artériel, et réciproquement, absolument comme les dents des rouages qui sont en prise. Ce fait m'a été montré récemment par par M. Bourgogne, notre habile préparateur d'objets microscopiques, qui sait disséquer un œil de mouche, couper un filament de coton en 400 tranches d'égale épaisseur au millimètre, etc., et je puis dire que la vue de sa préparation pulmonique a produit sur moi une sensation indéfinissable. Telle est la voie que suit incessamment notre sang durant la vie ; il se peut que dans les moindres ramifications ses globules ne cheminent qu'un à un, c'est-à-dire dans un canal n'ayant qu'un centième de millimètre de diamètre, canal qui les tient emprisonnés, mais qui doit admettre le libre accès des molécules de l'air à travers les mailles de son réseau d'une ténuité infinitésimale.

Le sang est composé de deux éléments distincts, savoir : du sérum, qui est un fluide continu dans lequel nagent les globules du sang. Sans le sérum, le sang réduit à ses globules ne formerait qu'une pâte incapable de circuler, sous l'impulsion du cœur, même dans les plus gros vaisseaux, et, indépendamment de la nécessité du sérum pour charrier les globules du sang, ces globules eux-mêmes ont une organisation tout aussi subtile que le sérum lui-même, en vue de leur fonction vitale, et la moindre déviation de leur composition normale engendre les plus graves maladies. Une seule goutte de sang, en tenant compte de la place occupée par le sérum, renferme plus de 50 millions de globules ; et il est probable que si la millionième partie, c'est-à-dire 50 globules par goutte de sang, était sérieusement altérée, toute l'économie en serait ébranlée.

J'ai décrit avec minutie, une fois pour toutes, l'organisation et la principale fonction du tissu pulmonaire, pour montrer de prime abord la sensibilité excessive de l'organe. L'absorption de l'oxygène par le fluide sanguin a pour résultante principale certaines modifications ignorées, se trahissant seulement par le changement de couleur de ce fluide, qui, d'un bleu presque noir, passe au rouge vif ; phénomène visible, qui a pris le nom d'hématose du sang. Sous l'influence de cette réaction, il se développe à coup sûr de la chaleur, puisqu'il y a combustion, c'est-à-dire combinaison du carbone avec l'oxygène pour former de l'acide carbonique, qui se présente toujours dans l'air expiré. Mais il ne faut pas croire que toute la chaleur qui se répand dans le corps et en émane sans cesse n'ait pas d'autre origine. La fermentation des aliments y contribue pour une très-grande part ; néanmoins la chaleur engendrée dans l'acte de la respiration normale est si considérable, qu'elle doit être tempérée et réglée par la transpiration pulmonaire. L'air expiré par les poumons est en tout temps saturé d'humidité, et, comme presque toujours, l'air inspiré est plus froid que l'air expiré, il existe une certaine marge pour l'accumulation de la vapeur d'eau dans l'air expiré, qui entraîne également de la chaleur par suite de son échauffement. Ce rafraîchissement est si impérieux, que nous souffrons énormément toute les fois que l'air ambiant atteint la température de 37° centigrades, qui est la température du corps, surtout si l'air se trouve déjà saturé d'humidité ; on éprouve alors un sentiment de suffocation, et l'extrême chaleur de l'air ambiant ne peut devenir tolérable qu'à la faveur d'un état de sécheresse extrême, qui établit une certaine compensation.

L'air normal est un mélange en proportions définies d'azote et d'oxygène, dans le rapport de 79 parties du premier contre 21 parties du second ; et comme les molécules de chacun de ces gaz sont équidistantes, on peut dire que sur 100 molécules d'air il existe toujours 79 molécules d'azote contre 21 molécules d'oxygène, abstraction faite de l'eau en vapeur et d'une trace d'acide carbonique ; et comme la molécule de chacun des gaz est composée de deux atomes identiques, nous pourrons représenter approximativement une petite portion d'air normal amplifié, par 4 molécules d'azote contre 1 seule molécule d'oxygène, comme ci-dessous,

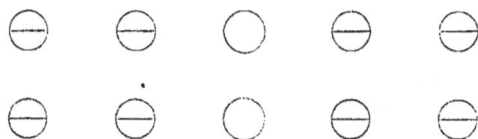

en supposant que ces molécules observent entre elles une distance décuple de celle représentée. Par l'acte de la respiration, un certain nombre de molécules d'oxygène se saturent de carbone pour produire de l'acide carbonique, sans changement de volume du gaz total, parce que chaque molécule d'acide carbonique formé contient 2 atomes d'oxygène.

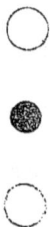

Puisque le poumon engendre de l'acide carbonique, et que par suite il en contient toujours dans sa capacité, il s'ensuit que cet acide carbonique n'est pas un gaz délétère, et l'on a reconnu en effet que c'est un agent anesthésique assez puissant ; c'est-à-dire, qui respiré seul interrompt l'hématose du sang avec toutes les conséquences ordinaires aux agents de même genre sur l'ensemble du système nerveux.

Comme conséquence des fonctions vitales des animaux et des végétaux, il y a absorption d'oxygène et dégagement d'acide carbonique chez les animaux ; absorption d'acide carbonique et dégagement d'oxygène chez les végétaux ; de sorte que l'amosphère est constamment composée en proportions presque invariables d'azote, d'oxygène, de vapeur d'eau et d'acide carbonique ; la vapeur d'eau seule variant beaucoup suivant les contrées et la température ; de sorte que l'air respirable se trouve en définitive composé de deux gaz simples, azote et oxygène, et de deux corps composés, vapeur d'eau et acide carbonique représentés ci-dessous en unités.

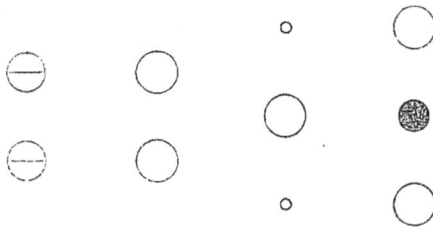

A l'aide de la chimie, nous pouvons préparer des gaz qui par leur action sur l'organe respiratoire représentent tous les degrés de l'échelle, mais ils sont en général doués d'une grande puissance destructive ; on peut même dire qu'en dehors des quatre déjà représentés, ils sont sans exception des poisons plus ou moins violents. Parmi les quatre suivants, que je me contenterai de citer,

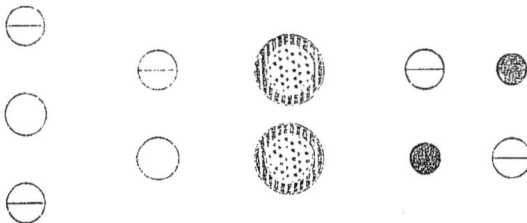

les deux premiers, composés en bonne partie d'oxygène, sont le protoxyde et le deutoxyde d'azote. Le protoxyde seul peut être respiré impunément même à l'état pur; mais alors il produit instantanément sur le cerveau une hallucination, une sorte d'ivresse assez agréable, dit-on, qui lui a valu le nom de gaz *hilariant*. Je me souviens de l'avoir vu administrer, en guise de spectacle, à Londres, dans *Adelaide galery*, à des patients de bonne volonté, qui aussitôt, après en avoir respiré la contenance d'une petite vessie, étaient pris d'une activité se traduisant en gambades désordonnées qui réjouissaient beaucoup les spectateurs. Le troisième gaz, le chlore, est un corps simple, capable de désorganiser instantanément et sans retour le tissu pulmonaire. A une dose assez faible, il réagit violemment sur les bronches et fait expectorer aussitôt des mucosités à l'état pâteux. J'ai failli un jour périr en le respirant par imprudence. J'avais déterminé une certaine réaction dans un verre à pied de moyenne taille, et, au moment où, le nez plongé sans défiance au beau milieu du verre, j'aspirai son contenu, je sentis un coup violent, comme une meurtrissure dans toute l'étendue de la poitrine, qui venait de ce que le gaz occupant le fond du verre par sa grande pesanteur spécifique était du chlore, qui fut aspiré ainsi à l'état presque pur, mais heureusement en faible proportion, comme il suffit pour flairer. Le quatrième gaz, est le cyanogène, corps éminemment délétère, capable de foudroyer sans retour l'imprudent qui le respirerait une seule fois à trop forte dose. C'est un composé des plus extraordinaires, puisque ses éléments, le carbone et l'azote à l'état isolé, sont remarquables par leur bénignité, et c'est déjà un indice de la variété infinie des propriétés que peut revêtir la matière, suivant la nature de la combinaison où elle est engagée.

Heureusement ces gaz ne sont qu'un produit intentionnel de nos laboratoires; mais il en est d'autres qui résultent des feux et de la décomposition des animaux morts et autres matières organiques et qui émanent par conséquent de foyers multipliés dans les pays à population condensée. Les gaz que ces diverses sources engendrent le plus abondamment sont l'oxyde de carbone et l'hydrogène sulfuré.

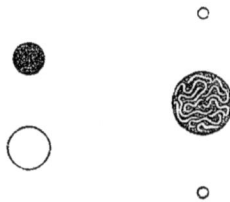

Le premier, bien qu'ayant une certaine parenté avec l'acide carbonique, est très-délétère; et le second ne différant de la molécule de vapeur d'eau si utile et si bienfaisante, que par la substitution d'un atome de soufre à un atome d'oxygène, est mortel à la plus faible dose, et son odeur nauséabonde sert heureusement à nous en éloigner. En moindre proportion, il se dégage aussi de l'acide sulfureux et des composés ammoniacaux qui ont une action plutôt salutaire que nuisible; et sous l'influence de la vapeur d'eau, le tout se résout même en sels inoffensifs, sans en excepter l'oxyde de carbone lui-même, le plus réfractaire de tous; c'est pourquoi l'air atmosphérique normal n'en offre pas de trace appréciable, et partout où les habitations sont disséminées on respire un air épuré qui est l'air *vif* de la campagne.

Cet état de choses change dans les villes et s'aggrave en raison de leur population. Au sein des grandes capitales tout concourt à vicier l'air. Dans les moindres recoins, il se fait une dépense d'oxygène par la respiration des hommes et des animaux, par l'entretien des feux et la fermentation des résidus de toute sorte; et de plus il existe une ceinture de fabriques haletantes qui vomissent par leurs cheminées tous les poisons imaginables. Le vent vient-il à tomber pendant l'hiver, ces fumées s'abattent sur la capitale en produisant un brouillard particulier, rouge par transparence, qui persiste dans les appartements en raison de la fixité de ses particules. Telle est la cause de l'irritation des bronches qui se déclare à certaines époques, et qui est désignée sous le nom de *grippe*.

À part la grippe et le typhus chronique, l'air vicié des grandes capitales ne paraît pas de nature à engendrer de lui-même le germe des maladies épidémiques; il faut donc le chercher en dehors de leur enceinte. Pour établir plus de clarté dans la discussion, il importe, dès à présent, de classer ces germes en plusieurs catégories distinctes que constitueront, les *miasmes*, les *venins* et les *virus* ou *ferments*. Le miasme sera un principe morbifique dépourvu de toute puissance contagieuse; le venin un principe morbifique agissant immédiatement, mais à la suite seulement de l'inoculation directe, et le virus ou ferment, un principe morbifique se communiquant tantôt par l'inoculation directe, tantôt par l'intermédiaire de l'air, mais exigeant une incubation d'une certaine durée. D'après cela, la fièvre des marais proviendra d'un miasme; la morsure des serpents, la piqûre des insectes et des instruments empoisonnés n'agiront que d'après un venin, tandis que la rage, la fièvre jaune, le typhus aigu, la peste, la variole, le choléra, etc., seront produites par un virus ou ferment rendu actif ou inerte, suivant les circonstances.

La cause première de maladies épidémiques est encore enveloppée d'un profond mystère : il en est qui sont particulières à l'homme et qui n'affectent pas les animaux, tout comme il en est de spéciales aux animaux qui ne se transmettent pas à l'homme. Cependant, dans le nombre, il en existe de tellement infectieuses qu'elles se transmettent des animaux à l'homme ; mais alors les exceptions qui se montrent sont bien étonnantes. Ainsi le choléra est particulier à l'homme ; on n'a jamais entendu dire qu'il se soit étendu aux animaux. Le farcin et la morve sont particuliers aux animaux, mais ces maladies se transmettent très-bien à l'homme. La rage a pour point de départ les animaux et se transmet infailliblement à l'homme par inoculation et pas autrement, mais les seuls animaux qui deviennent enragés sont le *chat, le chien* et le *loup*, et leur rage ne se communique pas aux autres animaux, car il a été bien rarement question d'un cheval ou d'un bœuf enragés.

La raison capitale qui régit toutes ces inégalités réside dans la délicatesse extrême des germes qui exigent, pour se développer, des conditions qui soient en rapport avec cette délicatesse ; absolument comme certains végétaux qui ne croissent spontanément que sur certains terrains, tandis que leurs semences peuvent rester enfouies dans d'autres terrains sans jamais se développer. Nous en avons un exemple remarquable dans l'immunité qui nous est acquise contre la variole, par l'inoculation préalable de cette même variole, sous le nom de *vaccine* ; et l'étymologie de ce mot lui-même exprime que le remède a été pris sur la vache. Quels profonds mystères dans tout cela ! Mais aussi combien ne devons-nous pas espérer, à force de persévérance, d'acquérir un jour la connaissance d'un préservatif analogue pour chaque maladie ; et c'est précisément le motif principal qui m'a décidé à prendre la plume, désireux que je suis de contribuer autant qu'il est en moi à cette précieuse conquête. Il est déjà fortement question d'inoculer le choléra aussitôt qu'on aura découvert sa pustule. M. Serres soutient depuis longtemps que pendant l'invasion l'intestin en est criblé ; les dernières autopsies ont confirmé cette opinion, et on commence même à regarder le choléra comme une sorte de variole à l'intérieur.

Pour me conformer à mon point de vue et ne pas entamer des questions qui ne sont pas de ma compétence, je me hâte, après ce court préambule, d'aborder mon sujet, qui consistera à jeter un regard d'ensemble sur les diverses maladies endémiques et épidémiques pour en tirer quelques lumières propres à nous éclairer sur leur cause la plus intime, et nous amener à conclure que cette cause réside en une sorte de semence susceptible de se développer dans certaines conditions, c'est-à-dire sur un terrain favorable ; en recherchant les moyens les plus propres à neutraliser son activité dans l'air lui-même, ce qui constituerait le moyen préventif par excellence, ne citant que pour mémoire les moyens curatifs qui sont du ressort de la médecine et de la pharmacie.

On devine très-bien que mon principal point de mire sera le choléra, qui, depuis quelques temps, est la principale question à l'ordre du jour. C'est une maladie bien redoutable par la rapidité de son invasion et de son évolution, qui laisse à peine le temps de la combattre, et devient très-souvent mortelle.

Il est bien prouvé qu'elle a pour foyer principal certaines contrées de l'Asie où elle est endémique, et qu'à la faveur des communications rapides qui existent aujourd'hui entre les pays les plus distants, elle se propage à certaines époques de proche en proche, cheminant pour ainsi dire par étapes réglées. On l'a, par cette raison, nommée choléra asiatique. Elle nous est venue à plusieurs reprises par le Nord, en passant par la Russie; et cette fois elle nous est arrivée de l'Orient, par l'Égypte, la Turquie et l'Italie, en prenant pour premier lieu de ralliement la Mecque, à l'époque du dernier pélerinage.

Chose bien étonnante, dès que le choléra est sorti de son foyer habituel, il fait pour ainsi dire sa tournée, ne séjournant qu'un temps limité dans chaque lieu ; après quoi il disparaît complètement pour se porter ailleurs, respectant sur son passage quelques villes ou contrées privilégiées. Cette disparition s'explique assez bien cependant par deux raisons. La terreur qu'il inspire au moment de son invasion aggrave beaucoup le mal, parce que la crainte de la mort produit dans l'organisation un trouble fort analogue à celui qu'amène le choléra lui-même ; et dès que sa violence est passée, tout le monde se rassure, et de plus chacun s'est acclimaté ; de sorte que ces deux effets, en se combinant, mettent rapidement fin à la crise.

Il n'est nullement probable que la cause du choléra provienne d'un gaz proprement dit, pas plus que la fièvre des marais et la fièvre jaune, bien que ces deux maladies aient pour foyer bien constaté le voisinage immédiat des eaux stagnantes souillées de matières végétales et animales en décomposition. Le gaz principal qui s'en dégage est le gaz hydrogène proto-carboné, dit gaz des marais,

composé d'un atome de carbone réuni à quatre atomes d'hydrogène; ce gaz, probablement très-inoffensif, surgit de temps en temps par bulles, et en supposant, ce qui est bien exagéré, qu'il entrât pour un millième dans la composition de l'air, il est fort douteux qu'il puisse donner la fièvre ; néanmoins il serait du plus haut intérêt pour la science de constater par des expériences directes ses véritables effets sur l'économie, en faisant respirer à des patients de bonne volonté l'air atmosphérique contenant un pour cent du gaz des marais préparé par des moyens chimiques.

La fièvre des marais ne produit qu'une maladie de langueur, qui a rarement une terminaison funeste. Nous avons en France des contrées marécageuses où pendant la saison chaude cette fièvre ne manque jamais de sévir : telles sont la Sologne et le territoire très-circonscrit qui entoure les villes de Rochefort et de Brouage, à proximité de l'embouchure de la Charente. A dix kilomètres seulement du foyer principal, la fièvre se déclare rarement. A Saintes, ma ville natale, qui est distante de Brouage de 30 kilomètres, l'air est réputé pour sa salubrité, et chaque année son hôpital créé par la marine reçoit les fiévreux de Rochefort. J'ai habité Rochefort pendant deux ans, sans jamais y prendre la fièvre ; mais je ferai remarquer qu'à l'âge de cinq ou six ans j'avais subi pendant dix-huit mois une fièvre intermittente, dite fièvre quarte ; ce qui me paraît prouver que l'influence des marais s'étend plus loin qu'on ne pense, et qu'il existe une inoculation par la fièvre qui préserve par la suite de cette même fièvre. Les fièvres paludéennes de la Charente-Inférieure proviennent des effluves des *marais gas*, synonyme de marais gâtes, qui étaient autrefois des marais salants comme ceux de Marennes ; l'envasement progressif du chenal, qui leur fournissait de l'eau de mer, a forcé de les abandonner, et depuis, leurs vastes dépressions s'emplissent par les pluies de l'hiver d'une eau simplement saumâtre, qui en s'évaporant pendant l'été produit des émanations putrides si pernicieuses, qu'on ne saurait y vivre. Je me souviens très-bien, quand j'ai traversé il y a quarante ans cette contrée désolée, d'avoir vu la petite ville forte de Brouage complétement abandonnée, et de chaque côté de la route, les bassins autrefois salants tapissés d'une vase à moitié desséchée, parsemée d'une multitude de cadavres d'anguilles en putréfaction.

La première fois que j'ai traversé la Sologne, j'ai profité d'un temps d'arrêt du convoi de chemin de fer pour observer l'apparence de l'air. La saison et l'heure de la journée étaient favorables ; c'était au mois d'août et peu avant le coucher du soleil, et, de plus, l'air était calme. Du premier coup d'œil, je vis que l'air était chargé d'une multitude d'insectes volants de petites dimensions ; et augurant de ceux que j'apercevais à ceux qui m'étaient invisibles, j'arrivai à cette conclusion : que la fièvre des marais doit être produite par l'introduction dans les voies aériennes, non pas d'un gaz malsain, mais de débris organiques solides et putrescibles susceptibles de vicier la masse du sang. Telle est l'opinion que je me fais d'un miasme qui agirait à la fois comme corps étranger et au moyen des fluides putrides provenant de sa décomposition, sans pouvoir engendrer un virus ou semence morbifique susceptible de communiquer à d'autres la même maladie.

Dans les contrées tempérées, le voisinage de plaines marécageuses n'engendre que la fièvre intermittente, mais, sous les tropiques, la chaleur excessive des étés produit sur les eaux stagnantes un effet tout autre. En place de la fièvre bénigne des marais, on subit la fièvre jaune, autrement dite le *vomito negro*, qui implique un épanchement dans l'estomac de caillots de sang rejetés à mesure ; de là aussi un épuisement rapide, qui est caractérisé par une pâleur générale, d'où vient la première dénomination de fièvre jaune. Cette sorte de peste sévit principalement dans le golfe du Mexique, à la Vera-Crux, aux Antilles et à la Nouvelle-Orléans.

Cette terrible maladie passe pour être contagieuse, mais elle l'est à un moindre degré que le choléra, qui a passé pendant longtemps pour ne l'être pas du tout. Si la fièvre jaune était aussi contagieuse qu'on le prétend, est-ce qu'à la faveur des communications incessantes et rapides qui ont lieu entre la Verra-Crux et Mexico, entre la Nouvelle-Orléans et New-York, Mexico et New-York, ne seraient pas chaque année décimés par la fièvre jaune ? Cependant, malgré l'absence de toute quarantaine préventive, sauf une fois à Philadelphie, aucune invasion de ce genre n'a eu lieu ; non pas que l'émanation des fiévreux de cette nature ne puisse communiquer leur maladie à autrui, puisqu'on a constaté récemment à Saint-Nazaire quelques cas isolés qui se sont produits ainsi ; mais, comme toujours, cette importation n'a pas eu de suite, le virus perdant rapidement de sa force à mesure qu'il se dissémine dans l'air normal. Le choléra est exactement dans le même cas, mais il ne perd son activité que sous l'influence de l'air des contrées privilégiées, et c'est précisément la cause de ce phénomène qu'il nous importe le plus d'approfondir.

Si l'on veut dire que le choléra n'est pas contagieux, en prenant cette expression à la lettre, c'est-à-dire qu'on ne le contracte pas pour avoir subi le contact répété des cholériques, tout le monde est d'accord là-dessus, à tel point qu'on est porté à croire que le choléra n'est pas susceptible de se transmettre de cette manière : ce qui est un argument très puissant pour prouver que la contagion se fait autrement, c'est-à-dire au moyen de l'air. Ce point de vue sera corroboré par un fait que je puis citer. En 1849, l'hôpital de la Salpêtrière est devenu le foyer d'une épidémie cholérique des mieux caractérisées, qui a causé un nombre de décès inouï relativement à sa population ; ce qui prouve déjà que cette maladie se localise et implique qu'elle se transmet certainement de l'un à l'autre. A cette époque, l'un de mes amis, le docteur Poirson, était attaché à la pharmacie; et, au lieu de se reléguer dans son officine, par pur dévouement et mu par une inspiration courageuse, il se fit en quelque sorte infirmier, frictionnant les malades du matin au soir pour les réchauffer, lui qui se croyait destiné à mourir bientôt en raison de sa frêle santé. Sa belle conduite a été récompensée par la décoration de la Légion d'honneur qu'il avait si bien méritée, et le choléra n'a eu aucune prise sur lui. Cet exemple me semble prouver que le contact pas plus qu'une santé languissante ne déterminent l'invasion de la maladie quand le courage y met obstacle : tant il est vrai, au contraire, que la peur est son plus puissant auxiliaire.

Mon médecin, le docteur Belouino, croit que l'effet du choléra est purement nerveux et qu'il détermine une inversion des fonctions intestinales, qui d'absorbantes qu'elles sont dans l'état normal deviennent évacuantes. Le docteur Jules Cloquet est du même avis, ce qui ne veut pas dire que la cause première de ce désordre ne provienne pas d'une modification du fluide sanguin ou lymphatique. Les substances odorantes, même les plus suaves, produisent des effets analogues; à forte dose elles deviennent des poisons qui jettent le trouble dans le système nerveux. Il est même des exemples de personnes qui ont péri sous l'influence d'un bouquet de fleurs subie pendant toute une nuit. Dans ce cas cependant, la quantité de substance ingérée a été tout à fait impondérable et de la nature des miasmes, c'est-à-dire n'ayant aucun rapport avec un virus, un ferment ou semence morbifique susceptible de se multiplier comme les matières organisées qui effectuent les fermentations. Si donc un miasme en proportion infinitésimale peut occasionner la mort, que ne doit-on pas craindre de la part d'un ferment, qui une fois en voie de fructification, en partant d'un seul individu peut produire les effets d'un miasme en arrivant à la multiplicité.

Il est naturel de penser que la série des parasites se perd comme celle des être principaux eux-mêmes dans l'infiniment petit. Les plus grands fléaux des végétaux sont les parasites les plus exigus. En prenant pour point de départ la teigne, la gatine et la muscardine des vers à soie, qui sont à coup sûr des parasites végétaux du genre champignon, nous avons le fait de ferments végétaux transmissibles par l'air, qui trouvent un terrain propice pour fructifier indéfiniment sur l'homme et les animaux, au point de les faire périr et de constituer une peste quand ils s'attaquent aux organes essentiels. Je me souviens même que le vénérable Alexandre Brongniart me dit un jour, à propos de choléra, qu'il croyait qu'il consistait en un champignon développé dans l'estomac. Mon opinion diffère de la sienne, en ce que je crois qu'il s'agit plus vraisemblablement d'un germe morbifique, *végétal ou animal*, qui s'implante et se développe *dans les poumons*, et que je désigne par cette raison sous le nom de ferment.

Je dis ferment, parce que la puissance d'inoculation par l'air devient ainsi infiniment plus grande, et que cette hypothèse explique mieux que toute autre les allures extraordinaires du choléra. Toutes les maladies contagieuses proviendraient alors d'un ferment particulier, ce qui explique très-bien le temps d'incubation qui est nécessaire à leur promiscuité, et les cas dits foudroyants du choléra asiatique. Car si le principe morbide agissait incessamment et légèrement, l'invasion de la maladie se produirait toujours avec lenteur.

Quoi qu'il en soit, nous pouvons très-bien arriver à neutraliser l'effluve cholérique sans connaître à fond sa vraie nature, et c'est là l'essentiel.

Le plus grand nombre des maladies provient, à n'en pas douter, de l'altération du sang, sans qu'on sache en quoi ces altérations consistent. Il en résulte une multitude de fièvres continues ou intermittentes, dont la plupart sont connues depuis des siècles. Fort heureusement les progrès de la chimie nous ont permis de doter la pharmacie de préparations nouvelles qui les combattent avec succès. A tout prendre cependant, les remèdes médicinaux ont presque exclusivement porté leur action sur la peau ou sur le tube digestif. Cependant on est d'accord pour admettre que le plus grand nombre des altérations du sang proviennent de la respiration d'un air vicié, car on n'attribue pas à autre cause la fièvre des marais, la fièvre jaune, la fièvre d'hopital, la fièvre typhoïde, la variole, le choléra, etc. Il serait donc bien important de pouvoir faire pénétrer le remède par la voie même qu'a suivie le mal. Cette idée m'occupe depuis fort long temps, et je trouve que certaines découvertes modernes nous offrent les moyens d'opérer ainsi avec succès. Le comble de la réussite serait donc, en cas d'épidémie, non pas seulement de guérir les patients, mais bien de neutraliser les ferments dans l'air lui-même.

Les découvertes auxquelles je fais allusion sont de diverses sortes; elles se rattachent à la chimie aussi bien qu'à la physique. De nos jours la chimie minérale semble avoir dit son dernier mot, mais la chimie organique nous ouvre ses horizons illimités. En attendant que nous puissions approfondir les mystères de la nutrition et définir les substances albumineuses, gélatineuses et fibrineuses naturellement fixes et incristallisables, nous avons déjà pénétré dans le vaste domaine des hydrocarbures qui résultent des sucs élaborés par les organes des végétaux sous l'influence de la lumière solaire; en ce qui concerne les saveurs, les parfums et les couleurs, encore un pas et nous saurons tirer du bois les essences du poivre, du café; les parfums de la fleur d'oranger, du citron, de la rose, et les vraies couleurs de l'indigo et de la garance. L'un des hydrocarbures les plus simples et les mieux définis que nous tirons en abondance de la distillation de la houille est celui qui nous a déjà fourni en ce genre les produits les plus remarquables. Cet hydrocarbure est la benzine, dont la molécule, à l'état de vapeur, est composée de 6 atomes de carbone combinés à 6 atomes d'hydrogène. L'arrangement le plus simple de ces 12 atomes, car cette molécule est isomérique, c'est-à-dire susceptible de plusieurs arrangements, est représenté par la figure ci-dessous.

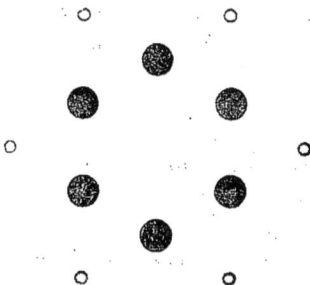

Cette molécule en s'oxydant, c'est-à-dire en prenant un atome d'oxygène, devient *l'acide phénique* en vapeur.

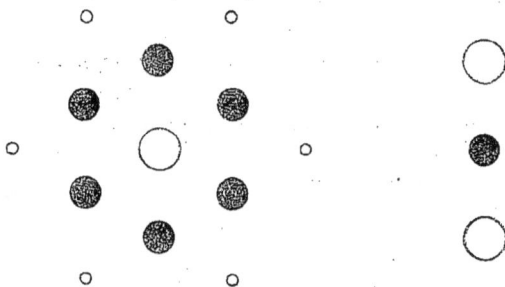

Et quand, au lieu d'un atome d'oxygène, la benzine prend pour axe une molécule d'acide carbonique, représentée ci-contre, il en résulte l'*acide benzoïque* en vapeur, substance d'une odeur très-suave, qui est celle du benjoin. En oxydant la benzine avec l'acide nitrique, on produit *la nitro-benzine*; en faisant réagir sur cette nitro-benzine l'hydrogène sulfuré, on fait *l'aniline*, qui produit enfin la *fuchsine*, magnifique substance colorante pourpre, au moyen du bichlorure

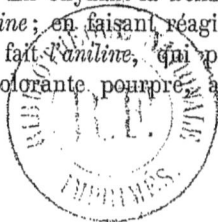

d'étain anhydre, etc. On ne sait pas encore préparer directement l'acide phénique et l'acide benzoïque avec la benzine, mais ces synthèses se feront tôt ou tard. De ces deux substances, l'acide phénique est la seule qui ait pour nous un grand intérêt, parce qu'elle paraît être le plus puissant *antiputride* connu à la dose la plus minime, tout en pouvant être introduit, ainsi dilué, dans le tube digestif. Cet acide phénique se trouve tout formé dans le goudron, de houille, et M. Bobœuf a indiqué un procédé pour l'extraire facilement de ce goudron sans avoir recours à la distillation. Son procédé consiste tout bonnement à faire réagir une lessive concentrée de soude ou de potasse caustique sur ce goudron, d'où résulte une solution de phénate alcalin, que l'on décompose ensuite par l'acide chlorhydrique qui s'empare de l'alcali et laisse surnager l'acide phénique à l'état de matière butireuse fusible à 35° centigrades et bouillant entre 187 et 188° centigrades.

Cette substance possède l'odeur et la causticité de la créosote, dont elle diffère très-peu, et la faculté précieuse de neutraliser les ferments de toute sorte; et si je n'avais pas en vue un corps que je crois plus efficace encore sous ce rapport, je regarderais les fumigations d'acide phénique comme les plus propres à anihiler dans l'air lui-même les ferments qui constituent le principe actif des maladies contagieuses. M. Bobœuf a le premier appelé l'attention sur les préparations phéniquées; le docteur Déclat en a fait un caustique d'un nouveau genre pour maîtriser les gangrènes; il a constaté le premier que l'eau phéniquée, très-affaiblie, peut être administrée à l'intérieur comme tout autre médicament, et aujourd'hui c'est peut-être le plus puissant antagoniste des fièvres putrides, qui tiennent de si près au choléra (1). Pour en donner une idée, je ne puis mieux faire que de citer quelques cas de guérison publiés tout récemment par le docteur Bélouino, l'un de nos médecins, aussi bon praticien qu'habile écrivain. Cette note très-concise me semble d'ailleurs digne d'attention pour les caractères qu'elle assigne à la maladie et le traitement à suivre pour la guérir.

------

(1) Le docteur Déclat vient de publier un livre où il expose les nombreuses guérisons de maladies graves qu'il a obtenues par l'emploi de l'acide phénique; c'est un ouvrage remarquable, écrit avec beaucoup de modération, qui sera lu avec intérêt par tous ceux qui s'occupent de médecine. — Paris, Adrien Delahaye, éditeur, place de l'École-de-Médecine; Londres, Hippolyte Baillière, 219, Regent-street; Charles Gaudin, éditeur du journal *la Lumière*, 9, rue de la Perle : grand in-8° de 300 pages, orné de 5 photographies. Prix : 5 francs.

FIÈVRE TYPHOÏDE. — CHOLÉRA A FORME DYSSENTÉRIQUE.

« En médecine, il faut avoir observé beaucoup et longtemps étudié un grand nombre de faits pour établir une règle, un précepte, un traitement. Je le sais ; aussi je viens en présence de deux faits seulement, mais qui me paraissent considérables, appeler purement et simplement l'attention de mes confrères et les prier d'observer à leur tour. Si j'avais vu juste, ce serait un grand bonheur. »

» Dans le courant de ce mois, je soignais, au n° 84 de la rue de Sèvres, un ouvrier charpentier âgé de 25 à 26 ans, atteint d'une typhohémie (fièvre typhoïde) des mieux caractérisées. Nous étions au dixième jour ; nous avions le délire la nuit et tous les symptômes les plus tranchés. J'avais soigné mon malade comme nous faisons tous d'habitude, quand je songeai à employer l'acide phénique. Je savais combien on le préconisait comme antiseptique, et je venais d'en obtenir des succès inespérés dans un cas grave de piqûre anatomique à Paris, et à Meudon, dans une gangrène affreuse de la main, causée par une piqûre de mouche (pustule maligne). Tous les médecins sont à peu près d'accord pour considérer la fièvre typhoïde comme une toxicohémie ; mon espoir avait donc pour lui au moins d'être fondé en raison.

» Je prescrivis :

Acide phénique 1,0
Eau distillée 100,0

» Une cuillerée à café trois fois par jour dans un peu d'eau sucrée.

» Matin et soir un lavement contenant trois cuillerées à café de la même solution.

» Matin et soir lotion rapide faite sur tout le corps avec une éponge imbibée du liquide suivant :

Acide phénique 4,0
Eau distillée 1000,0

» Dès le lendemain, amendement énorme dans tous les symptômes ; le jour suivant, le malade a entièrement changé de physionomie ; il demande du bouillon, de la soupe. Le cinquième jour il prend le chemin de fer pour s'en aller dans son pays, il avait cent lieues à faire.

» Dans la même semaine, je vais passage Alexandre voir une jeune fille de vingt ans, depuis un mois à Paris, et malade depuis deux jours, dit-on. Je trouve : pesanteur de tête énorme, assoupissement constant, langue rude et sèche ainsi que la peau, facies caractéristique des affections typhiques, fièvre persistante, pétéchies sur le ventre, diarrhées depuis trois ou quatre jours, gargouillement dans la fosse iliaque droite. J'étais, je crois, autorisé à diagnostiquer une typhoémie au début. Je prescrivis un purgatif salin pour vider l'intestin, puis le traitement comme ci-dessus par l'acide phénique· Immédiatement les symptômes se sont amendés, la physionomie a changé en deux jours d'une manière rapide. J'ai fait en tout quatre visites ; ma malade était guérie.

» Avec deux faits seulement, je le répète, je ne puis que solliciter l'attention de mes confrères. Si j'ai bien vu, tant mieux pour tous ; si je me suis trompé, il n'y aura pas là pour moi la moindre question d'amour-propre froissé. J'aurais peut-être dû attendre et observer plus, mais si je signale une vérité, elle est si importante, que je serai tout excusé d'avoir parlé si vite.

» J'ai à la campagne un chien qui s'était fait au dos une plaie qui était devenue de très-mauvaise nature. Je l'ai fait laver tous les jours avec l'eau phéniquée. Après l'opération le chien léchait tout le liquide tombé à terre à côté de lui. Il a guéri en quelques jours. Je cite ce fait à cause de l'instinct qui portait l'animal à lécher ce liquide. En observation, tout peut avoir de l'importance.

» Je voudrais bien qu'on essayât du même moyen contre le choléra, surtout comme préservatif.

» En attendant, il ne sera peut-être pas sans intérêt de dire quelques mots au sujet de cette formidable maladie, déjà si meurtrière sur quelques points de la France.

» Qu'est-ce que le choléra ? Il y a des hypothèses à mettre au lieu de réponse précise. Jusqu'à présent malheureusement c'est tout.

» Contentons-nous donc provisoirement de ce que nous montrent les faits. Pour moi, il y en a un capital. Il y a peu de cas sans prodromes ; d'abord il existe de la diarrhée un jour, deux jours, quelquefois davantage, puis tout à coup, sans douleur appréciable, sans souffrances très-vives, le tube intestinal, par un intervertissement inouï de ses fonctions habituelles, cesse d'absorber pour exhaler, pour rejeter au dehors, par les vomissements et par les selles, les liquides qu'il reprend dans la circulation générale, privant ainsi avec rapidité le sang de son sérum, c'est-à-dire de l'eau du véhicule qui charrie les globules, le cruor. Bientôt le sang s'épaissit et ne peut plus circuler dans les capillaires; la circulation est interrompue et l'asphyxie a lieu, parce que la masse totale n'est plus revivifiée à la source de la calorification physiologique, c'est-à-dire dans le poumon, au contact de l'oxygène de l'air. De là découle toute une série de symptômes : réfrigération générale, coagulation du sang dans les vaisseaux, coloration noire, émaciation de la face et de tout le corps, amaigri de toute la masse de liquides qu'il a perdus ; crampes résultant de la souffrance des muscles, qui ne sont plus régulièrement innervés ni calorifiés, congestions dans les capillaires, principalement des poumons et du cerveau. Quand le mal en est arrivé à ce point, la mort est le dénoûment presque fatal. Que faut-il donc faire? Tâcher de combattre la maladie à son début, si elle laisse le temps d'agir. Il faut empêcher l'afflux des liquides vers l'intestin ; il faut les attirer violemment à la périphérie. Mettra-t-on des sinapismes? fera-t-on des frictions? Il ne faut pas employer un moyen qui vaut un quand on a un moyen qui vaut mille. Mettez votre malade dans un grand bain dans lequel vous ferez délayer 500 grammes de farine de moutarde, ou bien formulez ainsi :

Pour un bain :

Sous-carbonate de soude. . . .	500,0
Essence de térébenthine	25,0

» Mêlez par trituration et versez dans l'eau du bain. L'effet sur la peau est instantané, général, et d'une puissance inouïe. En même temps fouettez la circulation en administrant par cuillerée à dessert, de quart d'heure en quart d'heure, une potion comme la suivante :

Eau de menthe poivrée.	100,0
Sirop de punch au rhum	30,0
Éther sulfurique	2,0
Chloroforme	2,0

Agiter vivement cette potion chaque fois qu'on doit l'administrer.

» En même temps donnez des lavements avec le tannin à haute dose, 2 à 4 grammes par lavement. C'est un médicament qui agit localement, qui grippe la muqueuse, car il ne faut pas avoir la prétention de donner des médicaments qu'on veuille faire absorber, puisque la plupart du temps le tube digestif n'est plus qu'un tube inerte qui émet sans cesse et n'absorbe plus. Je comprends alors pourquoi certains ont dit que dans la première période les malades toléraient des doses énormes d'opium, tandis que dans la seconde il n'en était plus de même. Puis l'opium, s'il était absorbé! n'en voit-on pas les conséquences? Mais ces moyens doivent être employés au début. Plus tard, si le sang était privé de sa sérosité, si les symptômes qui en sont la conséquence existaient déjà, ces moyens seraient pernicieux, ils coaguleraient davantage le sang, ils produiraient des congestions, ils seraient peut-être meurtriers. Que faut-il donc faire alors? Hélas, nous sommes bien pauvres, bien désarmés, il faut tâcher, dès que cela se peut, remettre de l'eau dans le sang pour que la circulation recommence, pour que la calorification physiologique se fasse ; car, il faut bien le dire, tous les moyens employés dans cette période, sinapismes, frictions, bouteilles d'eau chaude, peuvent cuire le malade, mais ne le *réchaufferont* pas. *Le malade ne se réchauffera que quand la circulation recommencera à se faire.*

» Il faudrait, dans les villes atteintes, une organisation telle du service médical et de surveillance, qu'immédiatement le malade atteint fût soigné à l'aide de tous les moyens, qu'ordinairement on ne réunit qu'au bout d'une heure, de deux heures, c'est-à-dire quand il n'est plus temps.

» Maintenant y a-t-il un principe toxique ? Je ne sais; mais si l'eau phéniquée pouvait réussir comme moyen curatif ou comme préservatif ?   Dr P. Bélouino. »

D'après ce récit, on admettra facilement que l'acide phénique prime, comme antiputride et anticholérique, l'hypochlorite de chaux de Labaraque et le camphre de Raspail; comme avec eux, ces émanations se dégagent d'elles-mêmes et deviennent assez ténues pour réagir efficacement sur l'air et pour pénétrer dans les ramifications les plus ténues du poumon.

Mais voici une autre invention toute récente, qui me paraît aussi avoir une plus grande portée qu'on ne l'imagine, c'est l'appareil à *pulvériser* les liquides, que l'on emploie déjà contre les maladies de poitrine, sous forme d'appareil fumigatoire, comme le montrent les figures 1 et 2. Il se compose d'une pompe à main refoulant dans

N° 1.

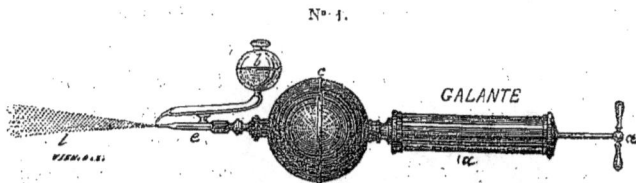

GALANTE

un réservoir l'air ambiant, qui, en sortant avec impétuosité par un tube capillaire, opère une succion sur l'orifice d'un autre tube capillaire communiquant avec un réservoir garni de liquide et le pulvérise sous l'apparence d'un brouillard. Le n° 3 (1), beaucoup plus simple, fonctionne de lui-même à l'aide de la vapeur engendrée dans une petite chaudière chauffée par une lampe à esprit-de-vin. Ce dernier

(1) Inahlateur Siegle, chez MM. Galante et Cᵉ, 28, place Dauphine, qui se font un plaisir de le faire fonctionner selon le désir.

appareil possède le grand avantage de fournir une effluve tiède, tandis
que celle des deux premiers est remarquablement froide. Ces appa-

N° 2.

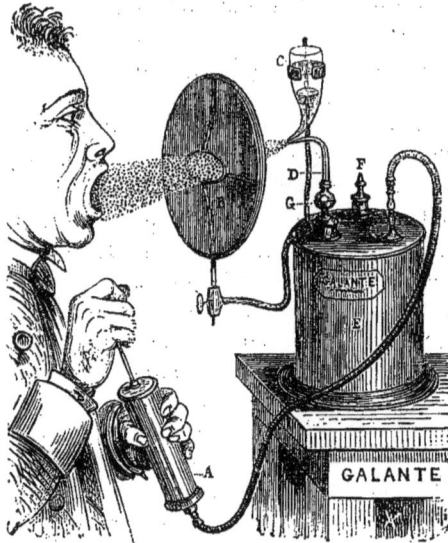

reils ont été conçus en vue d'administrer à l'intérieur les eaux minérales naturelles; mais je leur attribue une bien plus grande portée. Qui
dit pulvériser les liquides, à plus forte raison dit pulvériser toute

N° 3.

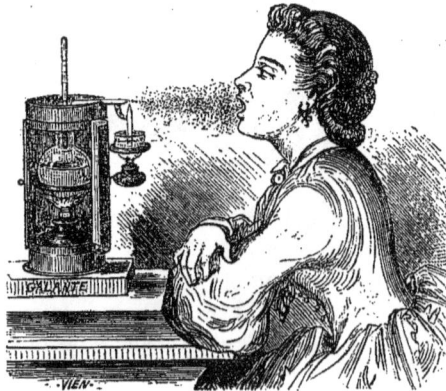

substance, volatile ou non, miscible dans un liquide; car si ces appareils disséminent l'eau sous forme d'un brouillard qui se dissipe

aussitôt en vapeur avant d'atteindre le sol, il est évident que si cet eau tient en solution une substance quelconque, après la vaporisation de l'eau, la substance se trouvera isolée et arrivée à un tel état de division qu'elle flottera parfaitement dans l'air. En effet si l'on suppose la substance diluée au millième, le résidu aura toujours un diamètre dix fois moindre que la vésicule d'eau qui l'aura chariée, et si les vésicules d'eau qui déjà sont facilement transportées par le mouvement habituel de l'air sont censées avoir un dixième de millimètre de diamètre, ce qui est beaucoup dire, la substance privée d'eau sera réduite à n'avoir qu'un centième de millimètre de diamètre ; et si, ce qui est très-probable, en se desséchant elle ne prend pas l'état globulaire, elle sera réduite à un filament ou à une pellicule qui flottera dans l'air avec bien plus de facilité encore que les débris divers que nous voyons briller sous un rayon de soleil, puisque dans les mêmes circonstances nous ne saurions les apercevoir. Les appareils pulvérisateurs nous offrent donc le moyen d'introduire dans l'air respirable toute substance *non volatile* en parcelles assez ténues pour ne jamais s'en séparer par leur poids, et capables par conséquent de pénétrer dans les cavités les plus profondes de la poitrine, tant qu'elles n'auront pas touché déjà ses parois. Par ce moyen, nous pourrons faire respirer réellement les substances les plus énergiques, qui, poisons à l'état pondérable, deviennent presque toutes des remèdes puissants, et si le chlore, le camphre, l'acide phénique, etc., qui, en se vaporisant d'eux-mêmes, effectuent en quelque sorte la pulvérisation la plus parfaite, ne suffisaient pas dans certains cas, nous pouvons, au moyen de ces appareils, faire notre choix parmi les trois ou quatre mille substances déjà connues qui font partie du règne organique.

La seule particularité que le choléra présente heureusement à un plus haut degré que toute autre maladie, est qu'il exige pour se communiquer certaines *prédispositions* qui n'ont pas encore été bien définies ; car il frappe les individus sans égard pour l'âge, le sexe ou la condition de fortune ; mais, à coup sûr, on n'admettra pas qu'une santé florissante soit un cas de prédisposition. S'il importe en tous temps, et surtout pendant les épidémies, que les fonctions du tube digestif et des poumons s'accomplissent bien, il ne faut pas cependant perdre de vue celles de la peau, qui, on le sait, ne peuvent être entravées le moins du monde sans nous causer de graves maladies. Pour la grande majorité, la peau n'est pas certainement dans l'état le plus favorable à la santé ; ses pores, institués providentiellement pour respirer en quelque sorte à leur manière, sont masqués par le cérumen, qui ne peut être dissous que par l'usage des bains, et surtout des bains chauds. Depuis quelques années on est porté, non sans un motif fondé, à ajouter des sels à l'eau des bains ; on a commencé par le sel marin pour passer au carbonate de soude ; mais du moment que certains sels sont bons, il s'ouvre encore ici un horizon illimité par la richesse de la chimie en substances des deux règnes susceptibles de réagir avantageusement sur la peau. C'est ce qu'a parfaitement compris M. Pennès, un pharmacien de Paris, qui, en vue d'imiter les eaux minérales naturelles les plus actives, a réuni avec intelligence plusieurs sels destinés chacun à produire un effet favorable.

Sa formule comprend du sulfate d'alumine, du *bromure* de potassium, de sulfate de fer, des carbonate, *phosphate*, et sulfate sodiques, et jusqu'à du *fluorure* de calcium; car il prétend, contre toute théorie, que ce dernier sel peut être partiellement décomposé dans le conflit; de là un effet dynamique très-sensible sur le corps baigné; ce qui n'est pas, après tout, impossible, car il arrive quelquefois que la pratique dément la théorie la mieux assurée; et pour compléter sa recette, il y fait entrer une très-faible proportion de stimulants aromatiques, formant un ensemble sans précédent, qui, en raison de ses effets, justifie bien l'épithète d'*hygiénique* qu'il donne à sa composition. Ces sels s'emploient par doses de 250 grammes environ, contenues chacune dans un flacon séparé, de sorte qu'on peut à volonté introduire dans un bain le nombre de doses que l'on veut suivant l'énergie de l'effet que l'on désire obtenir. En se soumettant à un pareil traitement, il est exact de dire que tout notre être s'en ressent; car indépendamment de l'effet direct et stimulant sur la peau, il se forme une atmosphère embaumée que l'on respire tranquillement, et de plus si une faible partie de ce bain hygiénique pénètre doucement dans le torrent de la circulation du sang, il est dès lors incontestable que les sels qui le constituent peuvent à faible dose prévenir, et à forte dose guérir les atteintes de maladies épidémiques, *cholériformes* et *typhiques*, caractérisées par un appauvrissement du sang et un relâchement de tous les ligaments et tissus. L'effet le plus marqué que j'ai éprouvé par leur emploi a été une augmentation de saveur à la langue, en mangeant, et un réveil de vitalité dans tout l'organisme. Pour clore ce chapitre, je me contenterai donc de citer l'un des nombreux certificats qu'a valus à leur auteur, de la part des médecins les plus compétents, l'efficacité très-réelle de sa combinaison.

RÉSULTATS CONSTATÉS.

1854.

Observations de M. ARAN, professeur agrégé à la Faculté de médecine, médecin de l'hôpital Saint-Antoine, etc., à Paris.

Voulant me rendre compte de la valeur des bains minéraux que M. Pennès a proposés pour le traitement du *choléra*, j'ai cru devoir soumettre à leur effet quatre malades apportés à l'*hôpital Saint-Antoine*.

Les résultats ont été de nature à me faire regretter que l'auteur de ces bains ne soit pas venu plus tôt me demander une expérimentation; car, sur *quatre cas* qui se sont présentés, il y a eu *trois succès*, dans lesquels il m'a paru, ainsi qu'à tous ceux qui ont pu suivre les malades, qu'une part considérable dans la guérison revenait au traitement spécial. Sur ces quatre cas, il en est trois qui étaient véritablement très-graves et parvenus à cette période de la maladie où échouent la plupart des traitements connus : *altération des traits, refroidissement général, cyanose, pouls insensible, vomissement incessant, suppression d'urine,* enfin rien n'y manquait pour caractériser des cas très-alarmants; deux étaient même remarquables en ce que les phénomènes d'algidité remontaient à plus de vingt-quatre heures. Or, *sous l'influence réitérée des bains de Pennès* et de quelques cuillerées de vin de Bordeaux, une de ces malades, une femme, est entrée peu à peu en réaction ; cette réaction a été soutenue pendant quatre jours de suite, *et nous avons eu la satisfaction de voir guérir cette malade dont nous désespérions.* — Nous avons été moins heureux dans le second cas, chez un *Sicilien*, homme épuisé par les fatigues et les privations, porté à l'hôpital avec des phénomènes de cyanose et chez lequel le traitement n'a pu être institué que vingt-quatre heures après son entrée. — Dans le troisième cas, également fort grave, *l'effet des bains a été des plus remarquables* ; j'ai pu m'assurer, en visitant le malade pendant leur durée, que la réaction était parfaitement obtenue : la peau avait repris son aspect naturel, la chaleur était revenue. — Le quatrième cas était bien moins grave que les précédents, et cependant, depuis quatre jours, nous cherchions vainement a arrêter la diarrhée; chaque jour l'affaiblissement augmentait, et le refroidissement faisait des progrès d'autant plus rapides que la malade était fortement chlorotique. *Deux bains à dix doses de mélange minéral de Pennès,* quelques tasses de tisane d'espèces aromatiques et quelques cuillerées de vin de Bordeaux *ont arrêté les accidents.* — Tels sont les seuls faits que j'ai pu observer et recueillir à la fin de l'épidémie de 1854; mais peut-être l'intensité des accidents qui existaient pour trois de ces malades rachète-t-elle ce qu'ils laissent à désirer sous le rapport du nombre.

« Pendant l'année 1855 quelques cas isolé de choléra se sont présentés pour me fournir l'occasion d'employer ces mêmes bains, et j'ai pu encore me convaincre qu'ils permettaient d'obtenir une réaction plus franche et plus prompte qu'avec tous les autres moyens connus (1). »

Il est certain que le choléra se propage par les personnes et pas autrement. On a constaté dans l'Inde qu'il s'était avancé dans un sens directement contraire à celui du vent dit mousson, qui souffle, suivant les saisons, dans une direction invariable. Si l'air, en masse, apportait le germe cholérique, il sévirait à la fois sur une vaste contrée tout entière, sans distinction de lieux, et le nombre des victimes serait proportionnel à la population ; tandis qu'il se localise par foyers ayant toujours pour origine un apport direct par les personnes atteintes qui propagent la maladie ; c'est pourquoi les grandes villes en souffrent de préférence, parce qu'elles recueillent les arrivants partis de tous côtés. Le meilleur moyen d'atténuer son intensité consiste, de l'aveu de tout le monde, dans l'assainissement poursuivi sans relâche. Selon toute probabilité, l'épidémie que nous venons de subir a perdu de sa malignité, par suite des excellentes conditions sanitaires dont on a doté la capitale depuis 30 ou 40 ans. En 1830, les trottoirs étaient clair-semés, et le milieu de chaque rue était invariablement occupé par un ruisseau fangeux; si bien qu'au moment où l'on entrait dans Paris, en revenant de la campagne, on sentait fortement l'odeur nauséabonde de ces ruisseaux ; j'ai la certitude de l'avoir éprouvé moi-même; tandis qu'aujourd'hui tout s'écoule en sous-sol; les bornes-fontaines font ruisseler partout une eau claire, et le balayage s'exécute avec beaucoup de régularité. Sans parler des larges percées formant aujourd'hui des boulevards magnifiques garnis d'arbres, qui ont remplacé les quartiers les plus immondes, il faut convenir que la propreté a été introduite partout, à la faveur même de visites domiciliaires presque toujours suivies d'ordres donnés pour faire disparaître les foyers d'infection. Tout le monde a remarqué avec quelle profusion on avait répandu l'hypochlorite de chaux dans les moindres réduits des murs devenus suspects. En général, je reconnais la venue d'une épidémie à l'apparition de ce désinfectant

---

(1) Si nous sommes bien informé, il se fait de nouvelles expériences pour vérifier dans les hôpitaux les résultats obtenus par M. Aran. Tout porte à croire qu'ils seront aussi satisfaisants.

dans les urinoirs, et j'évalue son intensité à son abondance ; cependant il vaudrait mieux ne jamais se départir de cette excellente précaution.

Le meilleur moyen pour nous éclairer sur le mode de propagation du choléra serait une statistique bien établie qui ferait ressortir les lieux ou les professions qu'il épargne. On dit qu'il ne sévit jamais dans les pays de montagnes, dans les usines à gaz et dans celles consacrées à la métallurgie du cuivre ; qu'il épargne les villes de Lyon, de Versailles, etc. ; ces données sont déjà bonnes, mais elles ne devront être maintenues qu'après une discussion approfondie. Par exemple, moi qui crois à l'immunité acquise aux usines à gaz, j'ai été fort surpris d'apprendre que, pendant la dernière épidémie, un chauffeur de l'usine de Vaugirard en avait été victime : après un moment de réflexion, j'ai reconnu que cette exception n'était qu'apparente, parce que cette usine est aussi propre qu'un palais ; dans aucune partie de sa vaste enceinte l'odeur du gaz et du goudron ne se fait sentir, tant elle est bien aérée ; pour ces motifs, cette exception ne prouve donc rien contre l'immunité attribuée aux usines à gaz disposées tout autrement. Le caractère distinctif du climat de Lyon est un brouillard de nuit presque constant, produit sans doute par la proximité de ses deux rivières, dont l'une, rapide et froide, le Rhône, débouchant des Alpes, et l'autre, relativement tiède, la Saône, coulant avec lenteur, et y mêlant leurs eaux. Dans le cas d'une matière morbifique suspendue dans l'air, les particules innombrables de brouillard semblent devoir la coller au sol ou l'enlever dans la région des nuages, suivant que ce brouillard tombe ou s'élève. Quant à Versailles et aux pays de montagnes, tout le monde attribue leur heureux privilège au voisinage des régions boisées ou en définitive à la pureté de leur air, que l'on dit vulgairement, mais avec un sens profond, être un air *vif*.

C'est ici que se présente une autre découverte assez récente et très-singulière dont on n'a pas encore tiré parti, mais qui est pleine de promesses pour l'avenir. De tout temps on a remarqué que, dans le voisinage des coups de foudre, il se dégageait une odeur caractéristique désignée vulgairement par *odeur de soufre :* en y réfléchissant, on était amené à conclure que cette odeur provenait de la combinaison des éléments de l'air, azote et oxygène, qui engendraient de l'acide hyponitrique, corps très-odorant, qui se forme en effet dans cette circonstance. Mais du jour où M. Schœnbein eut démontré que l'étincelle électrique dégagée à travers *l'oxygène pur* engendrait une odeur analogue, on fut obligé de conclure que l'oxygène et l'étincelle électrique produisaient, à eux seuls, cette émanation odorante. A la suite d'expériences précises, on prouva que si l'oxygène ainsi influencé devenait odorant, son volume ne changeait pas, mais qu'il avait, dès lors, acquis une énergie de combinaison inusitée, oxydant le mercure et l'argent à froid, chassant l'iode de ses combinaisons avec les métaux alcalins etc. Cet oxygène ainsi modifié et devenu odorant fut donc appelé *ozone*, par allusion à cette dernière faculté; et mettant à profit la propriété particulière à l'iode naissant de colorer en bleu l'empois d'amidon, on réussit à préparer un papier réactif sensible à l'ozone, en imprégnant d'iodure de potassium du papier collé à l'amidon, et à instituer une gamme de teintes pour juger approximativement la quantité d'ozone ayant agi sur le papier pendant un temps donné. Il y a même des physiciens d'un zèle ardent qui n'ont pas cessé, depuis plusieurs années, d'étudier les particularités de l'ozone suivant les lieux, le climat et les saisons.

D'après eux, l'air *vif* de la campagne différerait en général de l'air *confiné* des grandes villes, par une plus grande abondance d'ozone, et souvent l'air des villes serait complétement privé d'ozone. On a été jusqu'à imaginer que l'ozone est l'air vital par excellence, que c'est lui qui détermine l'hématose du sang, et que dès lors si l'air en était complétement privé il en résulterait une espèce d'asphyxie, et comme le principal symptôme du choléra est en effet une asphyxie, si cette asphyxie n'est pas secondaire, la principale cause du choléra serait dans la respiration persistante d'un air complétement privé d'ozone.

En dehors de l'intervention électrique, tout oxygène à l'état naissant, c'est-à-dire sortant d'une combinaison, est ozoné, à moins que son dégagement n'ait lieu à la chaleur rouge qui détruit l'ozone. On a pensé alors que l'ozone résultait d'un changement dans l'état physique ou dans l'état électrique *de la molécule de l'oxygène*, si bien qu'on a proposé de remplacer le mot ozone par celui d'oxygène électrisé. Enfin le mot ozone a prévalu, sans qu'on sache bien ce qu'il signifie. Si nous nous reportons à la molécule d'oxygène qui est bien certainement formée de deux atomes chimiques, identiques entre eux, mais non en contact, nous comprenons de suite qu'elle peut bien avoir

changé de propriétés électriques, bien que nous ne sachions pas du tout ce que cela veut dire; mais quant à changer de disposition, c'est impossible. D'après les lois de la gravitation universelle, deux atomes isolés et en présence doivent à tout jamais tourner l'un autour de l'autre avec une vélocité proportionnée à la puissance de leur attraction réciproque ; c'est ce qui me fait dire que la différence entre l'oxygène et l'ozone pourrait être due à une *accélération* des révolutions des atomes dans l'ozone comparées à celles caractérisant l'oxygène, qui constitueraient pour les atomes de celui-ci un repos ou activité relatifs ; dès lors la question de l'ozone serait une question de *puissance dynamique des atomes*, comme toute la chimie.

Ces questions de pure théorie sont, quant à présent, un simple objet de curiosité ; c'est pourquoi je me hâte d'en sortir pour aborder le côté expérimental qui nous intéresse bien davantage.

J'ai préconisé, l'année dernière, la respiration de l'air enrichi d'oxygène, comme préservatif et curatif du choléra, à forte dose dans les cas désespérés, afin de ranimer à sa source la production de chaleur, et j'insistais sur la préparation de l'oxygène à basse température, pour l'obtenir ozoné. Je n'en parle pas aujourd'hui, parce que j'ai acquis la certitude que très-prochainement paraîtront plusieurs publications en ce sens. J'arrive donc enfin au moyen qui me paraît le plus direct pour produire et expérimenter l'effet de l'ozone sur une vaste échelle.

En parlant, chez M. Secrétan, de la publication prochaine de ma notice sur les épidémies, on m'apprit qu'un constructeur de machines électriques en possédait de très-puissantes, et qu'il se ferait un plaisir de les faire jouer devant moi ; c'est M. Hempel ; j'allai donc immédiatement lui rendre visite. Arrivé dans son cabinet, devant une machine à plateau d'un mètre et demi de diamètre, je sentis tout mon être frémir au premier tour de roue, je vis jaillir des étincelles serpentantes et vigoureuses, longues de 30 centimètres, et immédiatement *je sentis l'ozone à plein nez*. Tout cela me remplit d'étonnement, et aussitôt j'y vis le moyen que je cherchais pour combattre de front les épidémies, en supposant que la respiration de l'air ozoné soit leur antidote. Puisque l'ozone se produit en électrisant l'air, si en respirant cet air on peut prévenir la maladie ou guérir de ses atteintes, ce sera parce que l'ozone aura la faculté *de fortifier notre vitalité*, mettant obstacle aux invasions morbides, comme le fait déjà l'organisme normal qui fait résister nos tissus à la décomposition pendant une longue suite d'années ; tandis que tout tissu que la vitalité abandonne se putrifie immédiatement ; et alors si l'ozone est l'ingrédient principal de l'air vif de la campagne, nous pouvons en remplir un appartement par le simple jeu d'une petite machine électrique ; *en remplir toutes les salles d'un hôpital, en faisant passer la prise d'air de cet hôpital par une pièce où l'on fera jouer sans discontinuer une puissante machine électrique.*

Il est malheureusement démontré que les personnes atteintes du choléra étant centralisées dans les hôpitaux, y constituent un foyer qui moissonne les individus déjà affectés de toutes autres maladies ;

c'est une chose déplorable qui exige impérieusement qu'à l'avenir, il y ait un hôpital *uniquement affecté au traitement des maladies épidémiques contagieuses* ; et alors qui ne voit l'utilité immédiate d'expérimenter le moyen que je propose, pour en user amplement, si son efficacité devenait évidente. Les occasions ne manqueront pas, et, en se bornant à l'appliquer à une seule salle d'un hôpital, ses caractères se dessineraient encore mieux, en comparant une salle ozonée à une salle non ozonée.

C'est ce qui me fait dire en terminant que si les infiniment petits, abandonnés à eux-mêmes, sont le fléau du règne végétal et du règne animal, nous devons y opposer tous les moyens que nous suggère la science, avec l'espoir d'y soustraire l'humanité, ce qui serait un grand bienfait.

FIN DE LA PREMIÈRE PARTIE.

TABLE DES MATIERES.

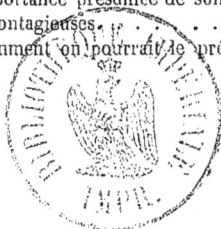

PARIS. — IMPRIMERIE CENTRALE DE NAPOLÉON CHAIX ET C*, RUE BERGÈRE, 20. — 9568.

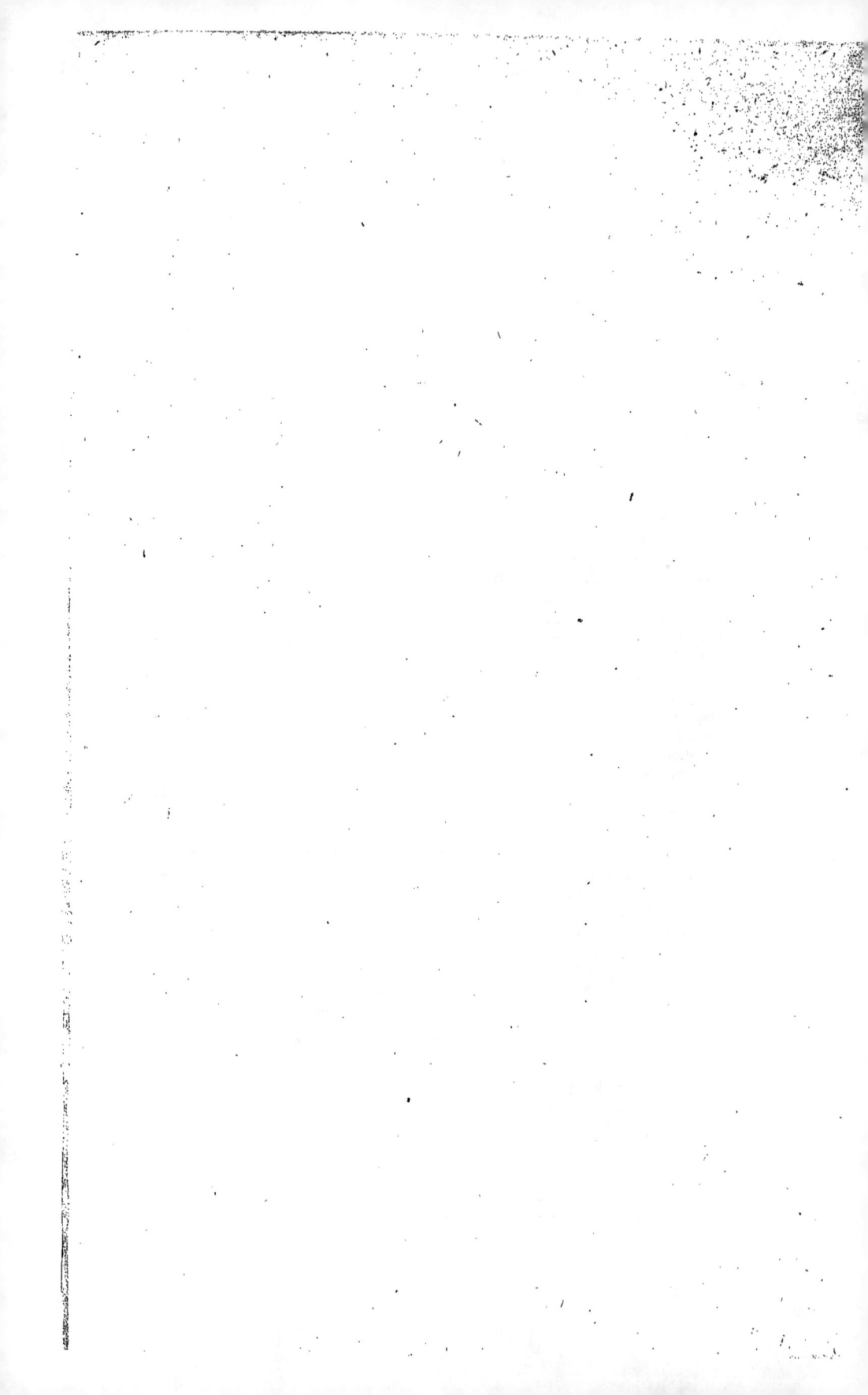

www.ingramcontent.com/pod-product-compliance
Lightning Source LLC
Chambersburg PA
CBHW070718210326
41520CB00016B/4386